AF372639

DISSERTATION

SUR

UN PREJUGÉ

TRÉS-PERNICIEUX,

CONCERNANT

LES MAUX DE DENTS

qui surviennent aux Femmes grosses.

Par M. BUNON, Chirurgien-Dentiste reçû à Saint Cosme.

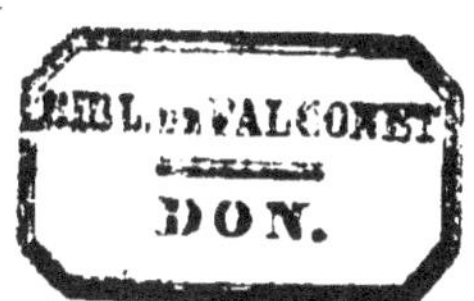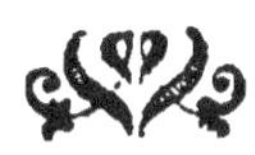

A PARIS,

Chez
{
CHAUBERT, à l'entrée du Quay des Augustins, du côté du Pont S. Michel, à la Renommée, & à la Prudence.
BRIASSON, ruë S, Jacques, à la Science.
NULLY, Grand'-Salle du Palais ; à l'Ecu de France.
PRAULT, fils, Quay de Conty, à la Charité.

M. DCC. XLI.

Avec Approbation & Permission.

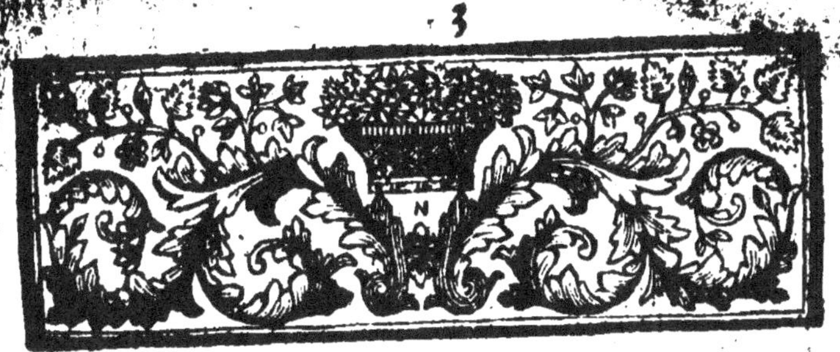

DISSERTATION

SUR

UN PREJUGÉ

TRÈS-PERNICIEUX,

CONCERNANT les maux de dents qui surviennent aux femmes grosses.

N a vû dans le Mercure de Janvier dernier une Lettre qui paroît avoir pour but de détromper le Public d'une erreur dangereuse, à l'occasion de la *dent* appellée *œillere*. Elle est écrite par une personne à qui cette erreur a coûté de violentes fluxions, & de longues douleurs, & qui ne s'est déterminée à perdre les dents canines supérieures, dont la carie seule causoit ce désordre, que par l'expérience de plusieurs autres

A ij

citées dans sa Lettre, & que j'ai gué-
ries par l'extraction de ces mêmes dents,
sans qu'il en soit jamais arrivé d'accident. Cet exemple suffit pour faire sen-
tir l'avantage qu'il y a de tomber entre
les mains d'un homme qui sçait son mé-
tier, & le danger qu'il y a de s'adresser
àces Charlatans, qui, pour couvrir
leur ignorance, ne manquent point de
supposer que l'extraction de ces dents
intéresse la vûë, & de substituer à l'o-
pération, qui feroit cesser la douleur,
en détruisant la cause du mal, des remedes palliatifs qui ne servent qu'à l'en-
tretenir. Mais comme j'ai lieu de m'appercevoir de plus en plus des bons effets que cette Lettre a produits par le
grand nombre de personnes qui me
font l'honneur de me consulter, soit
pour la conservation de leurs dents en
général, soit pour éviter de tomber
dans le même cas que l'Auteur de la
Lettre, je ne puis me refuser d'ajou-
ter ici une observation sur la *Dent œillere*.

Pour se convaincre que la Dent canine, qu'on appelle abusivement *œillere*, ni celles qui lui font voisines,
n'ont rien de commun avec les yeux,
il ne faut que faire un peu d'atten-

tion à la disposition de toutes ces parties.

Les Anatomistes les plus célébres,
conviennent que les dents incisives &
canines de la machoire supérieure reçoivent leurs nerfs de la branche de la
cinquiéme paire des nerfs, qu'on nom-
me *maxillaire supérieur*. Il est vrai qu'ils
sont fort voisins des nerfs des yeux,
mais chaque portion de nerfs a sa fonc-
ction à part, & ces différens nerfs ont
divers ressorts, dont la méchanique ad-
mirable les empêche de s'embarrasser &
de se confondre. Les rameaux qui com-
muniquent à ces dents, venant de
la branche de la cinquiéme paire, qui
passent par le conduit qui se remar-
que au bas de l'orbite pour aller se
distribuer à la face, fournissent dans
ce trajet les rameaux de nerfs qui leur
sont nécessaires ; on voit des trous qui
se trouvent postérieurement à la fosse
laterale extérieure de l'os maxillaire
supérieur, qui fait partie de la face
temporale, & c'est par ces trous que
les dents mollaires de la même machoire reçoivent leurs nerfs de la même branche que ceux des incisives &
canines.

Cette petite description qui fait voir

combien les nerfs des yeux & des dents ne s'embarraſſent point les uns avec les autres, doit ſuffire aux perſonnes intelligentes pour les raſſurer ſur l'extraction de la Dent appellée fort improprement *œillere*, & leur faire connoître que cette Dent n'eſt pas plus dépendante des nerfs des yeux, que les autres dents de la machoire ſupérieure. Si d'ailleurs on ne ſe rend point aux faits articulés dans la Lettre en queſtion, on peut conſulter d'habiles Chirurgiens qui leveront tous les ſcrupules.

Deux choſes ont contribué principalement à donner cours à la prévention où l'on eſt au ſujet de la Dent *œillere*, ſçavoir, l'ignorance des Opérateurs, & les accidens ſurvenus à quelques perſonnes peu de tems après l'extraction de cette Dent.

1°. La plûpart des Opérateurs qui courent les Provinces & les Foires, quand il ſe préſente quelque opération qui paſſe leur capacité, ne manquent jamais de ſuppoſer qu'il y a une fluxion, ou que la Dent malade eſt œillere, & ils la multiplient au beſoin par toutes les dents de la machoire ſupérieure. On peut lire ſur cela le *Traité des Dents* du célébre M. Fauchard, où ces Charlatans sont si bien dépeints.

2°, Il est survenu quelquefois après l'extraction de la Dent canine, ou après quelque autre opération, certains accidens à la vûë qui ont fait conclure que l'opération avoit été funeste aux yeux, & que c'étoit la Dent œillere qu'on avoit malheureusement arrachée, quoique ce fût peut-être une des molaires, & que l'extraction de la Dent en tout cas n'eût d'autre part à ces accidens que la circonstance de la conjoncture.

Or combien voit-on de personnes dont la vûë s'est trouvée subitement tout-à-fait éteinte, ou fort alterée, sans qu'un si fâcheux accident ait été précedé par aucuns simptômes, ou causé par aucuns maux de dents ! Rien n'est donc moins juste que la conséquence qu'on a tirée de ces évenemens, & que l'idée qu'on s'est faite sur ce fondément de l'extraction de la Dent œillere. Tous les bons Dentistes sont sur cela dans les principes de M. Fauchard, qui l'a solidement démontré, & l'on se flatte de n'être contredit par aucun habile Oculiste. C'est pourtant par cette malheureuse prévention qu'on voit des personnes se condamner à souffrir pendant des douze ou quinze ans des fluxions & des douleurs continuelles, fans ofer fe faire ôter une dent cariée, que l'on foupçonne être l'œillere, & dont la racine feule par fon féjour peut caufer une fiftule lacrimale ; parce que les frequentes fluxions alterent & minent le fac lacrimal, & l'os *unguis* qui y eft adhérant.

Un autre préjugé non moins funefte, & qui vient à coup fûr de la même fource, eft la fauffe opinion où l'on eft *qu'il ne faut point toucher aux dents des femmes enceintes.* C'eft l'erreur que je veux combattre, & qui fait l'objet de cet Ecrit. Après m'être voüé au bien du Public, je ne dois négliger aucune occafion de lui être utile ; & fi ces obfervations, dont l'idée m'a été fuggérée par la Lettre du Mercure, ne produifent pas tout l'effet que je defire, elles juftifieront du moins mon zele.

Il eft certain que la prévention où l'on eft par rapport aux dents des femmes groffes, eft la caufe non feulement du defordre où fe trouve fouvent leur bouche, & des douleurs qui en font la fuite, mais encore de bien des maux qui paroiffent avoir une caufe plus particuliere, & qui réfultent uniquement du mauvais état d'une bouche négligée.

Quoique les dents, si néceſſaires à la ſanté & à l'ornement, ne doivent être indifférentes à qui que ce ſoit,& qu'elles ſoyent également précieuſes aux deux ſexes, les jeunes perſonnes prêtes à marier doivent particulierement être cu-rieuſes de connoître l'état de leur bou-che,afin de prévenir les accidens que la groſſeſſe peut occaſionner. Or pour évi-ter ſouvent bien des maux, il n'eſt queſ-tion que de faire viſiter ſes dents par un habile Dentiſte.Car malgré l'ancien pré-jugé qui condamne ordinairement les femmes groſſes à la perte de quelques dents, la Nature n'a point attaché néceſ-ſairement cette peine à leur fécondité, & pourvû que leurs dents ſoyent de bonne qualité,& gouvernées par un bon Den-tiſte,il ſe paſſerapluſieurs groſſeſſes,ſans quon perde peu ou point de dents. Mais pour cet effet, lorſqu'on viſite la bouche d'une perſonne expoſée à une groſſeſſe prochaine, ou déja enceinte, il ne faut pas s'en tenir au premier coup d'œil. Souvent lés dents qui paroiſſent les plus ſaines, mieux examinées, ſe trouvent atteintes de principes de carie preſque imperceptibles, qui les détruiſent peu à peu, ſi l'on n'y remedie promptement.

A v

car c'eſt dans le tems de la groſſeſſe que
la carie fait le plus de progrès. C'eſt
ainſi que nombre de jeunes femmes,
après avoir fait viſiter leur bouche, con-
tentes d'un examen ſuperficiel, ſe trouvent les dupes de leur confiance, & ne
ſont pas long-tems à s'appercevoir des
prompts effets de la carie, qui dans ſa
naiſſance échappe aiſément à un Den-
tiſte peu attentif. Tous les jours je ſuis
obligé de mettre des dents artificielles
à de jeunes perſonnes qui ont perdu
les naturelles par cette faute.

C'eſt par des obſervations réitérées
que j'ai reconnu que la perte des dents
n'eſt point un tribut qu'il faille payer
néceſſairement à chaque groſſeſſe, mais
qu'elle provient uniquement d'un ancien
principe de carie qui n'a point été re-
marqué par le Dentiſte, ou que la perſonne même a négligé. En effet, comme
il faut que la carie, avant que de cauſer
de la douleur, penetre les parties ſen-
ſibles, & que ſes progrès ſe font plus
ou moins vîte avec le tems, ce ſont
toujours les dents les plus mûres qui
commencent à ſe faire ſentir, & la femme ſe trouvant enceinte dans cette cir-
conſtance, il eſt naturel que ces premieres dents périſſent pendant ſa groſ-

feſſe, Enſuite., ſoit que cette femme ait eu le courage de ſe faire ôter ces mêmes dents, malgré ſon état, ſoit que la carie augmentant toujours, les ait entierement détruites, ſoit que les parties internes, (comme les nerfs, les membranes & les vaiſſeaux dentaires,) deſſechées ou conſumées par cette carie, ayent perdu le ſentiment, il arrive que le mal de dents diſparoît avec la groſſeſſe ; mais il ne tarde pas à recommencer: car la carie faiſant tous les jours des progrès ſucceſſifs ſur les autres dents qui en ſont atteintes, celle où elle eſt plus avancée ſe font bientôt ſentir à leur tour, & la femme ſe trouvant encore enceinte, elle ne manque point d'attribuer le retour de ſon mal à celui de la groſſeſſe. Cependant quand cette nouvelle groſſeſſe ne ſeroit point ſurvenuë dans cette conjonĉture, il eſt ſûr que la carie continuant à miner de plus en plus les dents qui en ſont affeĉtées, elle ne pouvoit éviter de retomber dans le même état que la premiere fois, & ainſi de groſſeſſe en groſſeſſe on perd des dents dont on rejette chaque fois la perte ſur un accident qui, pour en entraîner bien d'autres, n'a nul rapport avec celui-ci. Il n'arrive donc à toutes les

femmes , fauf la circonftance de la groffeffe , que ce qui arrive aux hommes qui
ont , comme elles , plufieurs dents ca-
riées à la fois. Les plus mûres s'annon-
cent les premieres , & les autres fuc-
ceffivement , à moins qu'on n'y remedie de bonne heure , ou que la carie ne
fe deffeche. Ainfi ce n'eft plus à la groffeffe des femmes qu'il faut attribuer la
perte de leurs dents , mais prefque toujours à la négligence qui rend cette perte commune aux deux fexes , ou à la
qualité des dents qui demandent en ce
cas beaucoup plus de foins , & la fré-
quente vifite du Dentifte.

Il eft pourtant vrai qu'il n'y a gueres
de groffeffes où l'on ne reffente dans les
premiers mois quelques douleurs de
dents qui durent d'ordinaire jufqu'à ce
que l'enfant foit en état de confommer
plus de fang pour fa norriture qu'il ne
fait au commencement. Ces douleurs
durent même quelquefois pendant tout
le tems de la groffeffe , & voici ce qui
les produit. Comme les purgations périodiques font alors entierement fup-
primées, la maffe du fang fe trouve char-
gée de fuperfluités fereufes qui fe dépo-
fent tantôt fur les dents & fur les gencives , & tantôt dans leurs cavités. Ces

superfluités caufent l'engorgement de ces cavités & des petits vaiffeaux qui font contenus dans les racines , ou l'inflammation de la membrane qui tapiffe ces mêmes cavités. De-là proviennent ces vives douleurs , & bientôt la carie des dents. L'abondance du fang qui fe porte aux vaiffeaux capillaires , & qui les remplit , l'empêchant de circuler librement , il s'épaiffit , gonfle les gencives déja comprimées par le tartre dont les dents fe trouvent incruftées , & caufe des maux infupportables.

Au commencement d'une premiere groffeffe on apperçoit fouvent dans la bouche d'une femme un defordre qui en annonce un plus grand , & qui eft caufé , foit par une carie naiffante , foit par le déchauffement de quelques dents que le tartre a produit, en détruifant ou en affoibliffant leur appui , qui font les gencives & les alveoles. Or il faudroit la main du Dentifte pour détruire cette carie, ou enlever ce tartre. Mais la groffeffe eft déclarée , c'eft une raifon pour en refter là , & pour fufpendre des opérations qui , fans faire de douleur , en épargnent beaucoup. Ainfi la maladie va fon train : la femme , victime de cette prévention , fouffre cependant jour &

nuit ; elle voit dépérir ſes dents ſans
oſer recourir aux remedes , & ſe con-
tente d'en remettre la viſite après ſes
couches. Mais ce délai qui emporte un
an rend très-ſouvent le mal incurable ,
& quelquefois dix années ſe paſſent
ſans que l'on trouve le tems d'y remedier , parce que les groſſeſſes ſe ſuivent
de près , & ne laiſſent aucun intervalle
où le préjugé populaire permette au
Dentiſte d'agir ; en ſorte qu'au bout de
deux ou trois couches une jeune femme ſe trouve privée du plus grand agré-
ment de ſa bouche , en proye à des douleurs aiguës , & accablée de fluxions
continuelles.

Quel eſt donc le fondement d'un préjugé dont les effets ſont ſi funeſtes ?
C'eſt la crainte que la douleur de l'opération , ou la ſimple appréhenſion de la
douleur n'indiſpoſe une femme enceinte,
& ne lui cauſe quelque révolution capable de nuire à ſon fruit , & de lui procurer une fauſſe couche.

Mais lorſque pour prevenir de grands
maux on n'a qu'une legere opération à
faire , ce qui arrive ordinairement , lorſque par précaution, & par propreté une
femme a eu ſoin de ſa bouche , & qu'il
ne s'agit que de nettoyer dés dents , qui

par l'abondance du tartre , & la crainte de fes mauvais effets demandent le fecours du Dentifte ; de dégorger des gencives où le fang par fon affluence caufe de la douleur, de plomber , ou de limer quelques dents pour arrêter le cours de la carie. Lorfque d'ailleurs la perfonne eft placée dans une attitude commode , que l'opération eft faite par une main légere & exercée, dont tous les mouvemens font dirigés par l'adreffe & l'expérience, qu'elle fe fait même , s'il eft befoin , à plufieurs reprifes: lorfqu'à toutes ces circonftances, on ajoute encore le grand appareil qui confifte à préparer le fujet, je veux dire à calmer fes frayeurs, à diffiper les impreffions que le préjugé a faites dans fon efprit , & à lui infpirer de la confiance , l'idée du danger s'évanouit , il n'y a pas le moindre rifque à courir.

Cependant malgré l'innocence des opérations & le bien évident qu'elles produifent, s'il furvient, comme il peut arriver par une infinité de caufes différentes , quelque accident à une femme enceinte , aux dents de laquelle on aura touché , on ne manque pas de l'attribuer au travail du Dentifte , & jamais on ne s'avife de remonter à la fource du mal , qui provient fouvent de s'être trop expofée à l'air ou au froid, d'un exercice, ou de quelques paffions violentes, de quelque furprife, ou de quelqu'effroi, ou plus communément encore d'avoir bû & mangé quelque chofe de nuifible, dont on n'a reffenti d'abord qu'une incommodité paffagere. Si l'on faifoit un peu d'attention à toutes ces caufes qui font fréquentes, & aux différens effets qu'elles peuvent opérer, on ne s'en prendroit jamais au Dentifte, & en s'obfervant avec plus de foin, on ne fe trouveroit point dans le cas de mettre fur fon compte des accidens qui n'ont rien de commun avec fon travail.

Il doit donc demeurer pour conftant [& c'eft une vérité reconnuë particulierement par M. Fauchard dans fon excellent Traité des dents,] qu'on ne doit point héfiter de faire dans la bouche d'une femme groffe, ou d'une nourrice, toutes les opérations néceffaires, & cela d'autant moins qu'il y a peu de dents affez mal difpofées, pour qu'un bon Dentifte ne puiffe les ôter fans beaucoup de peine, & fans cet appareil effrayant qui fait plus d'impreffion que l'opération même. Lorfqu'il fe préfente des difficultés, le Dentifte qui les apperçoit fçait prendre une autre route pour calmer la douleur, du moins autant qu'il eſt poſſible, & il n'en vient à l'extraction, que quand les remedes plus doux ſont inſuffiſans pour ôter la violence du mal. Mais pour cet effet il ne faut pas confier ſa bouche aux premiers venus, & c'eſt le cas de s'adreſſer aux Dentiſtes les plus expérimentés, & à ceux qui par leur réputation méritent la confiance du Public, tels qu'un petit nombre d'habiles gens trop connus pour les nommer ici. Le ſuccès de l'opération après cela ne dépend plus que de la perſonne même à qui on la fait, & un peu d'attention ſur ſoi-même ſuffit pour ne s'en procurer que des ſuites heureuſes.

On voit une infinité de femmes qui pendant le cours de pluſieurs groſſeſſes, ou de nourriture d'enfans, ont des douleurs & des fluxions continuelles cauſées par la carie de quelques dents, dont l'extraction ne leur feroit pas à beaucoup près, autant de mal que la moindre des criſes qu'elles ſupportent. Souvent la violence du mal leur ôte le repos de la nuit, & preſque l'uſage des alimens. Une pareille ſituation eſt capable d'affoiblir la ſanté d'une femme,

de lui échaufer le fang, & de faire tort
à l'enfant qu'elle porte, ou fi elle eft
nourrice, à fon lait. Quelquefois même
ces douleurs jointes aux accidens que
la groffeffe peut encore occafionner,
fuffifent pour mettre une femme hors
d'état de fupporter les travaux de l'ac-
couchement, pour peu qu'ils foient
longs ou pénibles.

Voici ma méthode, lorfqu'on s'a-
dreffe à moi pour faire quelque opération, foit à la bouche d'une femme enceinte, foit à celle d'une nourrice, qui
demande par rapport à l'enfant qu'elle
allaite, autant de foins que la premiere.
Si leur état, leur caufe de l'appréhen-
fion, je travaille d'abord à diffiper leur
frayeur & leur inquiétude ; enfuite
j'employe les remédes les plus propres
à calmer les douleurs ou à arrêter les
progrès du mal, & je leur indique des
foulagemens qu'elles peuvent s'appli-
quer elles - mêmes. Quand il eft indif-
penfable d'ôter quelques dents, je m'at-
tache encore plus particuliérement à
guérir d'abord l'imagination : je fais
envifager à la malade la courte durée de
l'opération, & le peu de douleur qu'elle caufe, en comparaifon de celles qu'il
faut s'attendre à fouffrir, en confer-

vant ſes dents ; j'ajoute à cette conſi-
dération tous les motifs , ſoit d'huma-
nité , ſoit de raiſon qui doivent l'obli-
ger à faire ce petit ſacrifice pour le bien
du fruit qu'elle porte ; & lorſque je ne
puis tranquilliſer une imagination trop
vivement frappée , je cherche tous les
moyens poſſibles de ſuſpendre au
moins la douleur pour attendre un tems
plus favorable , & que la perſonne ren-
dûë ou à la raiſon ou à la force du mal ,
ſoit enfin déterminée à ſe laiſſer faire
une opération inévitable. Cette méthode me réuſſit depuis nombre d'années à
la ſatisfaction des perſonnes qui m'ho-
norent de leur confiance. Je mets les
mêmes moyens en uſage , lorſqu'il s'a-
git d'ôter quelques dents dans le tems
des purgations périodiques à des perſonnes qui s'effrayent aiſément , & j'en
n'ai trouvé juſqu'ici très - peu que je
n'aye diſpoſées & déterminées à ſe laiſſer ôter les dents , dont le ſéjour dou-
loureux altéroit ſans ceſſe , & leur repos
& leur ſanté.

F I N.

APPROBATION.

J'Ai lû par Ordre de M. le Lieutenant Général de Police, la *Dissertation sur un Préjugé très-pernicieux concernant les maux de dents qui surviennent aux femmes grosses*, & j'ai crû qu'on en pouvoit permettre l'impression. A Paris, ce 26 Juillet 1741.

Signé, MORAND.

VEU l'Approbation de M. Morand, associé de l'Académie Roïale des Sciences, Chirurgien-Juré de Paris, & Démonstrateur Royal des Opérations, permis d'imprimer. A Paris, ce 29 Juillet 1741. MARVILLE.

AVIS.

Les personnes qui souhaiteront consulter l'Auteur de cette Dissertation, soit pour remedier aux accidens qui peuvent survenir à la bouche, soit pour les prevenir par des opérations ou par des remedes, peuvent le faire venir le matin chez elles, ou se transporter l'après diné chez lui, où on le trouve régulierement ; il demeure ruë S. Honoré, précisément vis-à-vis la ruë de Grenelle.

www.ingramcontent.com/pod-product-compliance
Lightning Source LLC
Chambersburg PA
CBHW071304130726
47998CB00003B/1326

9 782329 449890